MANDALAS

de colección

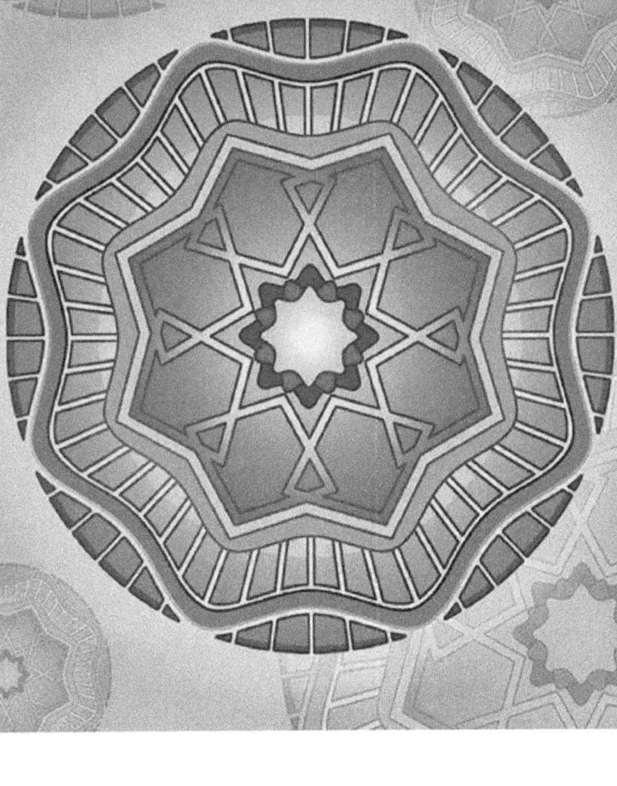

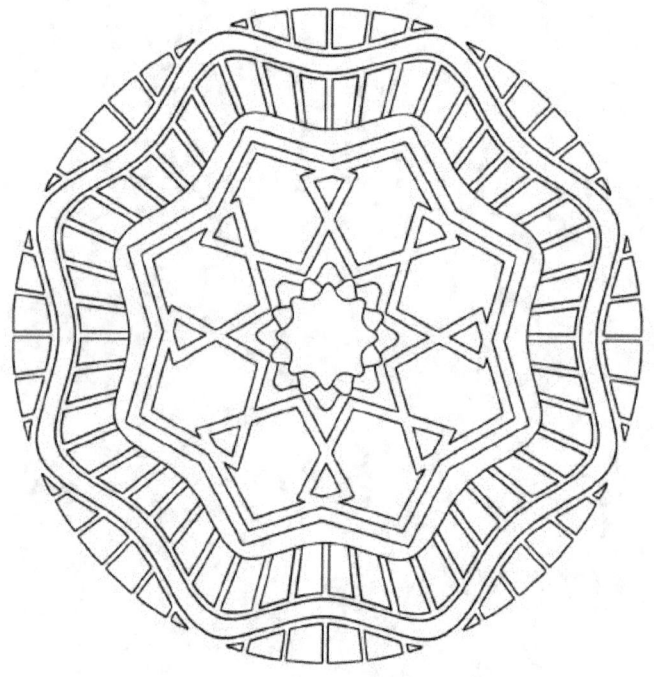

Puedo perdonar todos los errores,
menos los míos.
Catón

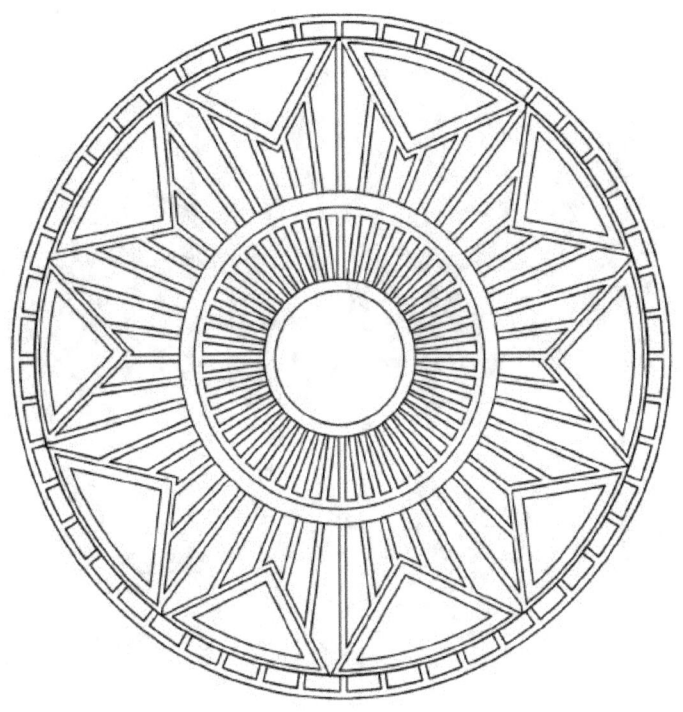

El amor es un arte que nunca
se aprende y siempre se sabe.
Benito Pérez Galdós.

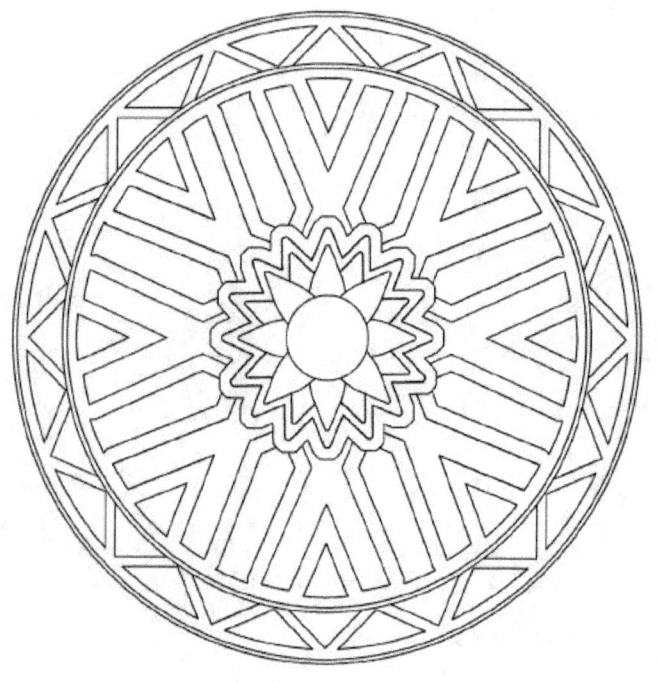

El amor nos enseña todas las virtudes.
Plutarco

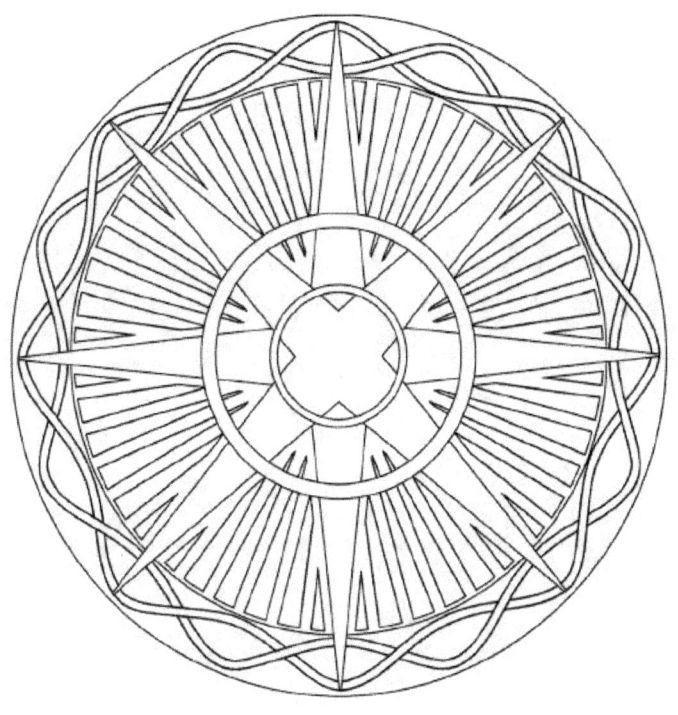

No hay casa, por humilde que sea, en la que,
si son puros los corazones que allí
habiten, no entre el amor
Oscar Wilde

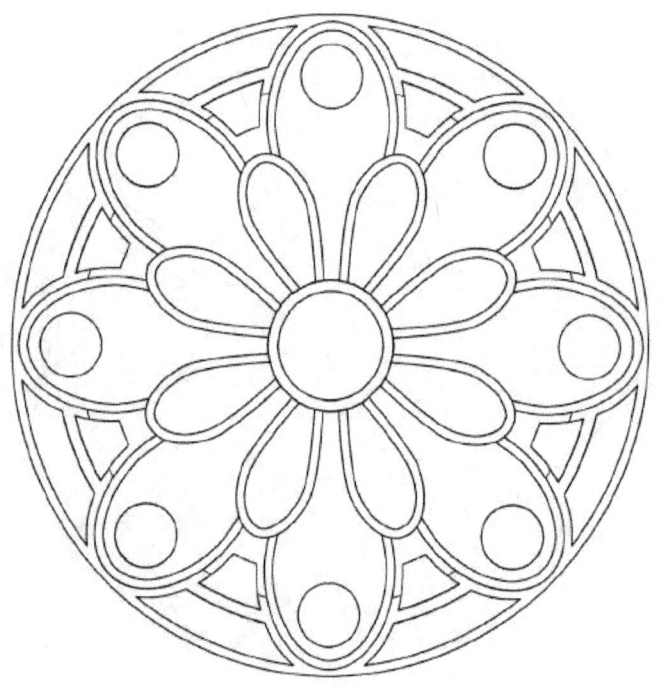

La casualidad no es, ni puede ser,
más que una causa ignorada de un
efecto desconocido.
Voltaire

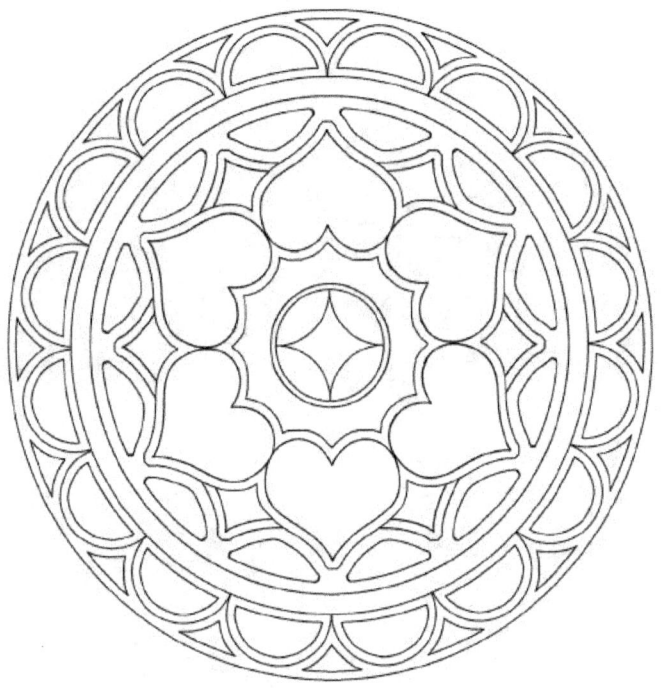

La política es el arte de servirse de los hombres
haciéndoles creer que se les sirve a ellos.
Louis Dumur.

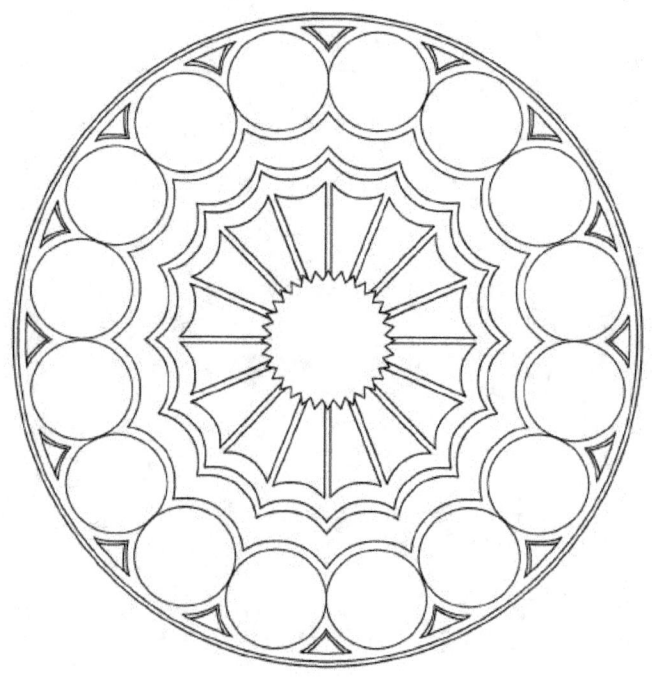

Verdad son los sueños mientras duran,
pero, ¿qué es vivir sino soñar?
Alfred Tennyson.

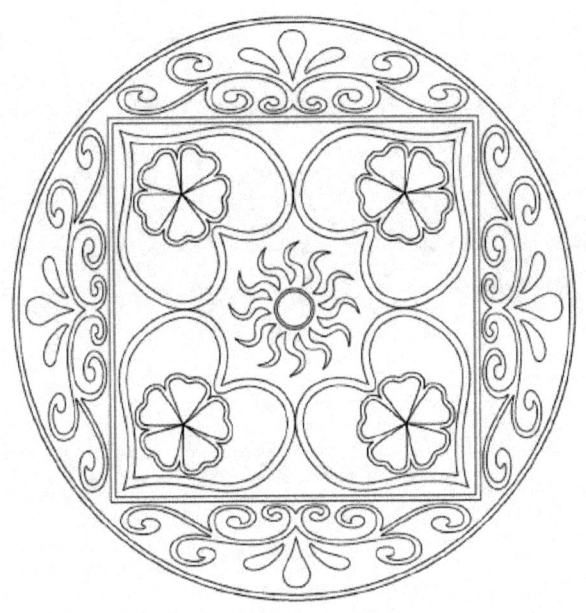

El buen éxito disculpa la temeridad.
Séneca.

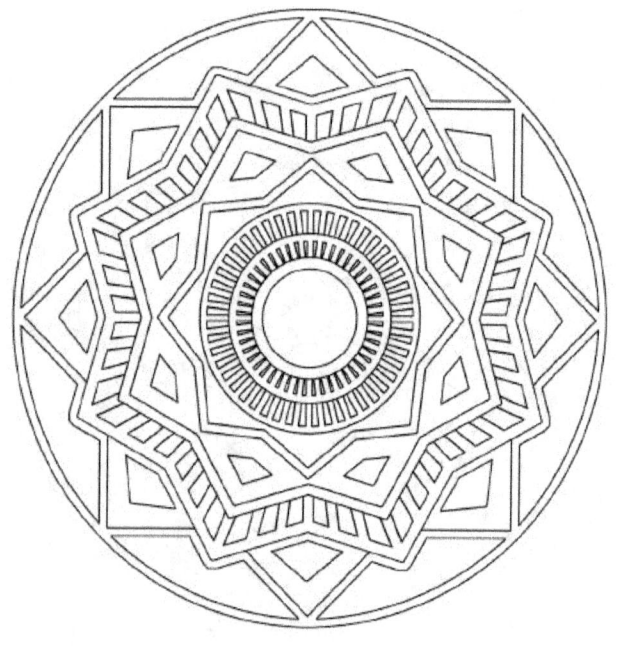

Sólo el equilibrio aniquila la fuerza.
Simone Weil.

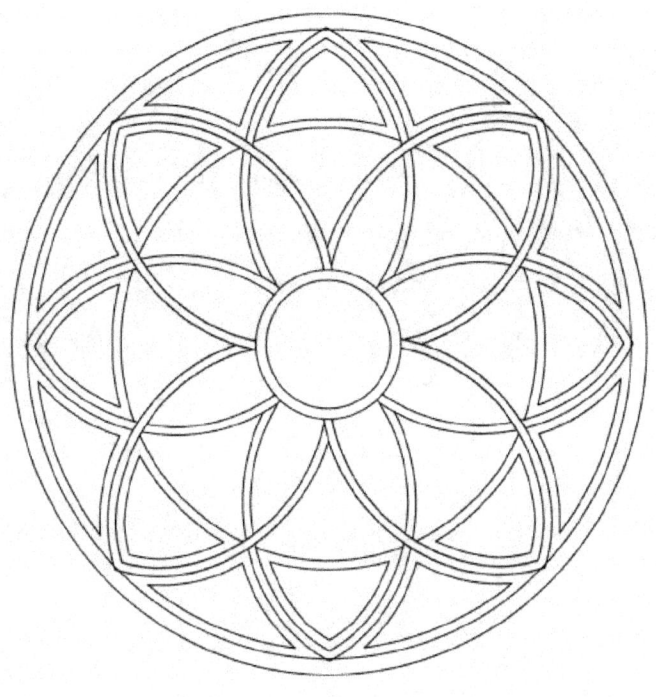

Cada hombre es una luna, con una cara escondida,
que no le muestra a nadie.
Mark Twain.

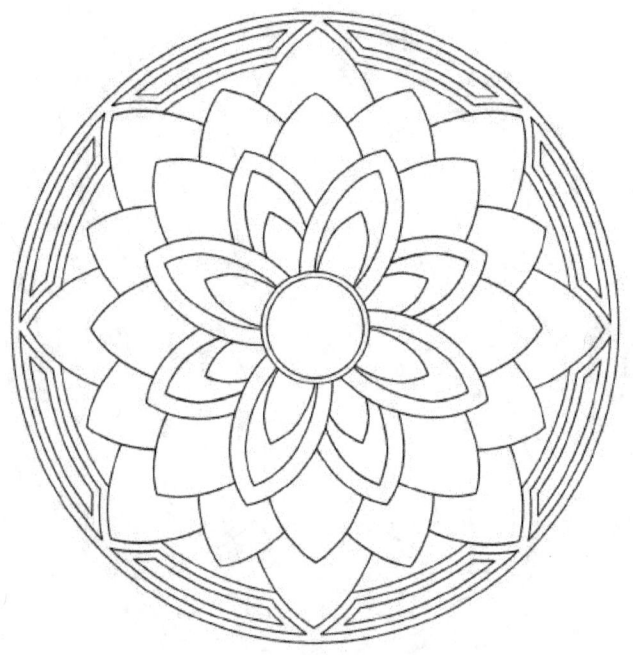

Con la moral corregimos los errores de nuestros
instintos y con el amor corregimos
los errores de nuestra moral.
José Ortega Y Gasset

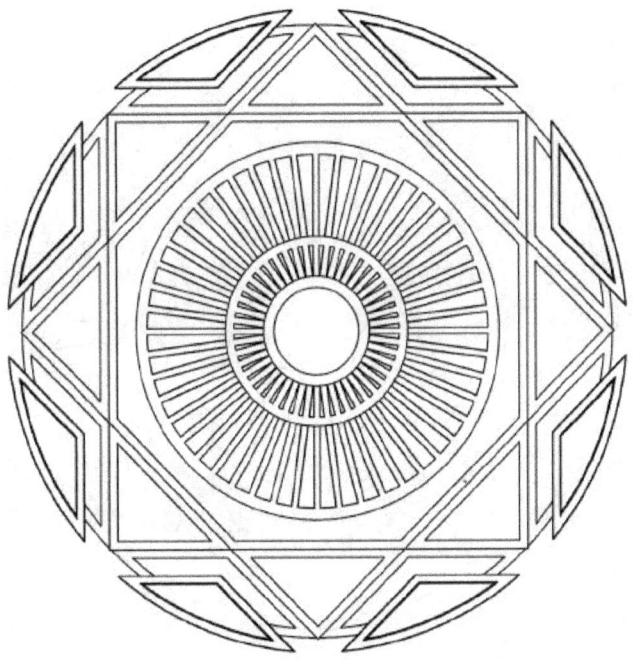

Todo ciudadano es rey bajo un rey ciudadano.
Charles Simon Favart

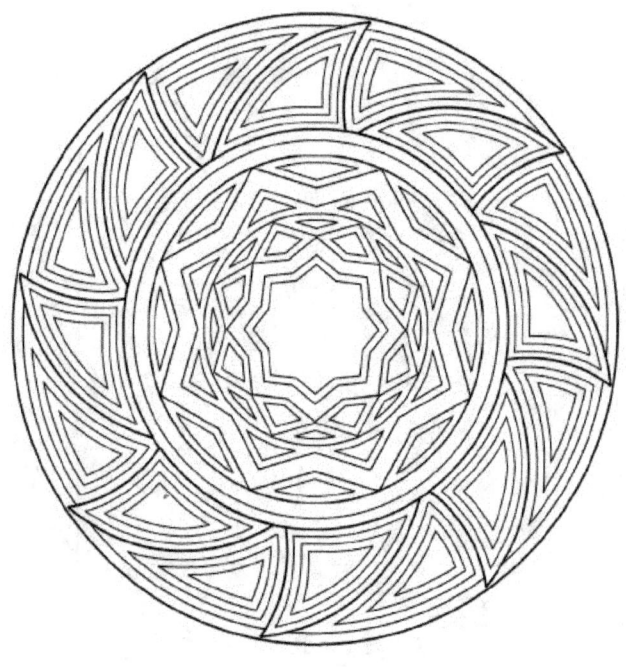

Ama a tu vecino, pero no derribes vuestra verja.
George Herbert

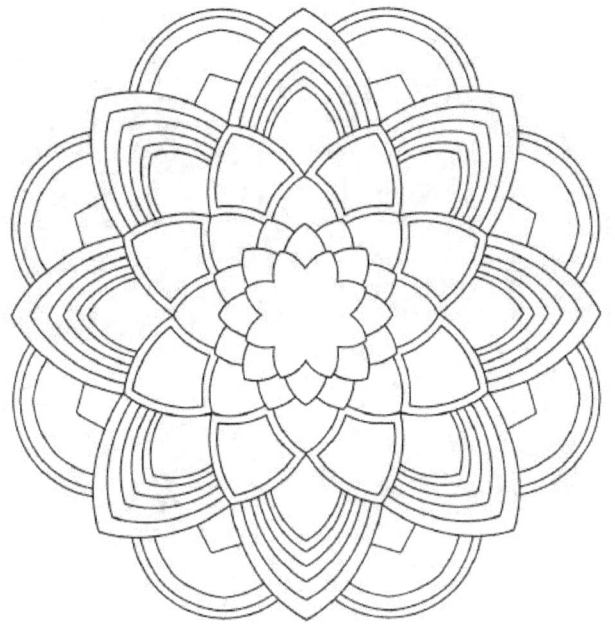

No hay en el mundo peor bancarrota que la del
hombre que ha perdido el entusiasmo.
Eugenio d'Ors

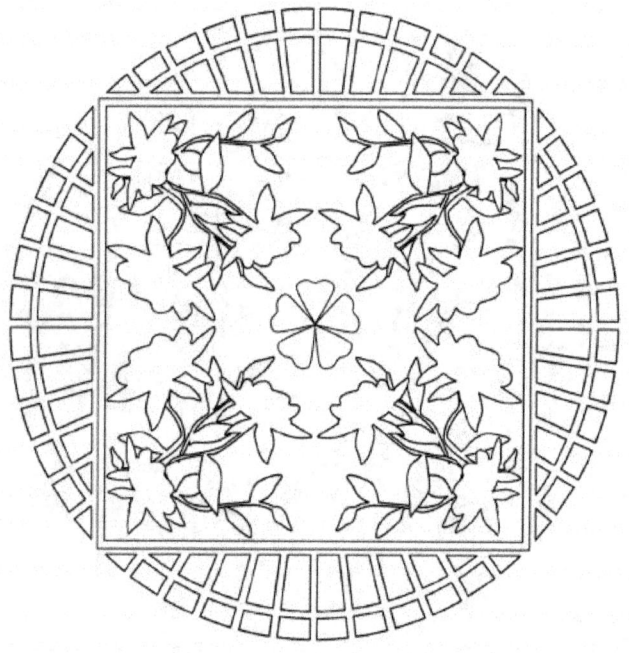

Hay que simpatizar siempre con la alegría
de la vida, cuanto menos se hable de las
llagas de la vida, mejor
Oscar Wilde

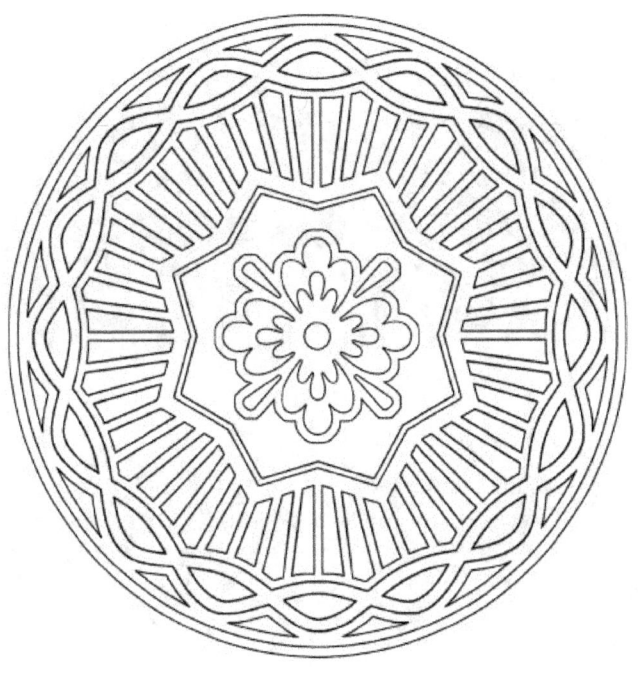

También la desesperación ha ganado
muchas batallas.
Voltaire

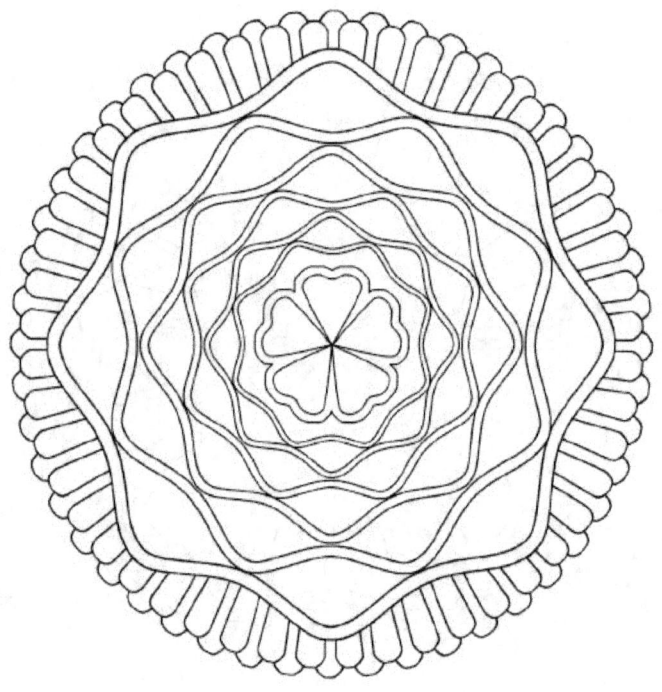

Aprende a vivir y sabrás morir bien
Confucio

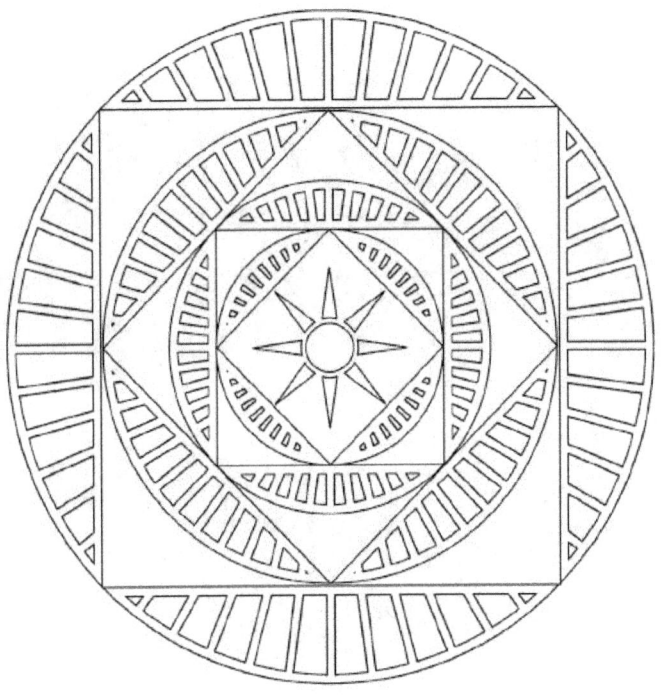

Será lo más importante en nuestra vida
aquello por que seamos capaces de morir.
José Ortega Y Gasset

¡Quién sabe dónde vamos, si casi
no nos acordamos de dónde venimos!
Johann W. Goethe

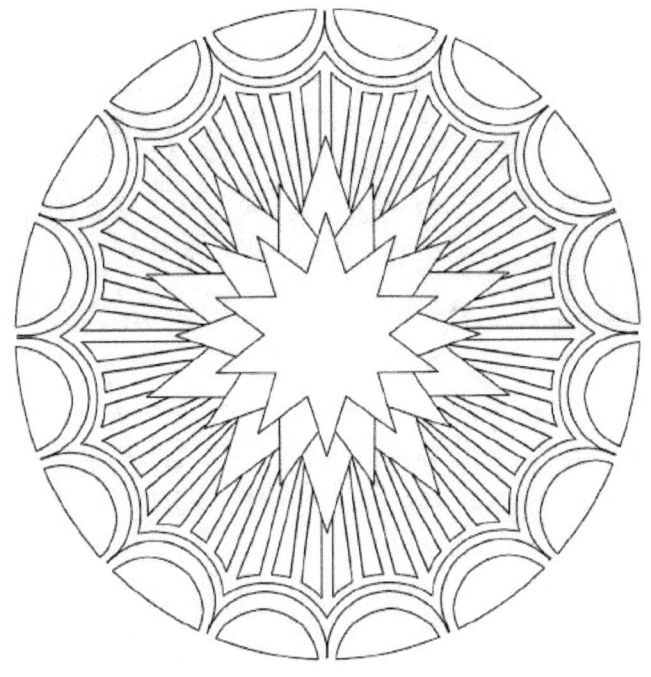

Todos encontrarían su propia vida mucho
más interesante si dejaran de compararla
con la vida de los demás.
Henry Fonda

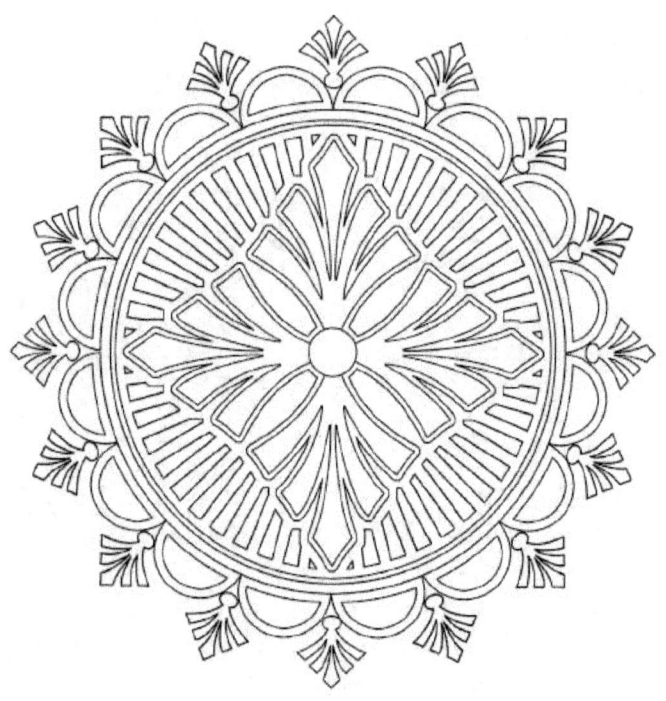

Lo mejor de la vida es el pasado,
el presente y el futuro.
Pier Paolo Pasolini

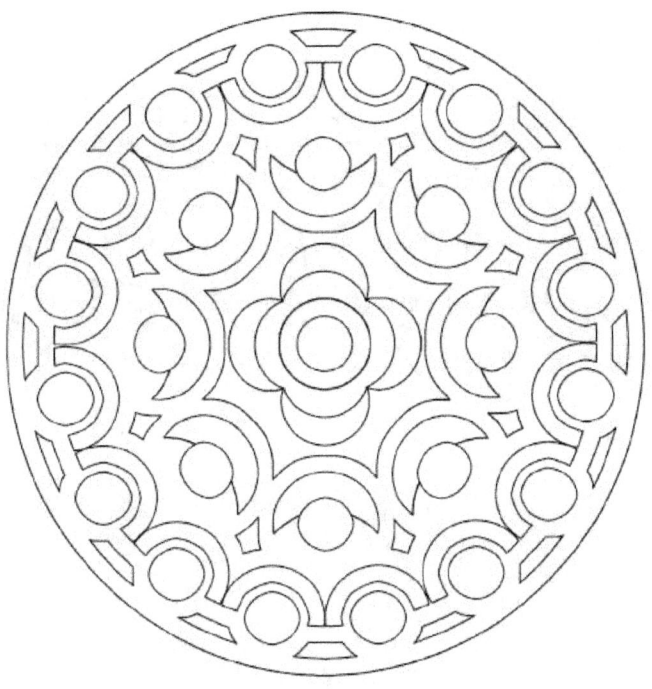

La vida constituye un don de la naturaleza;
pero una vida bella es un don de la sabiduría.
Anónimo

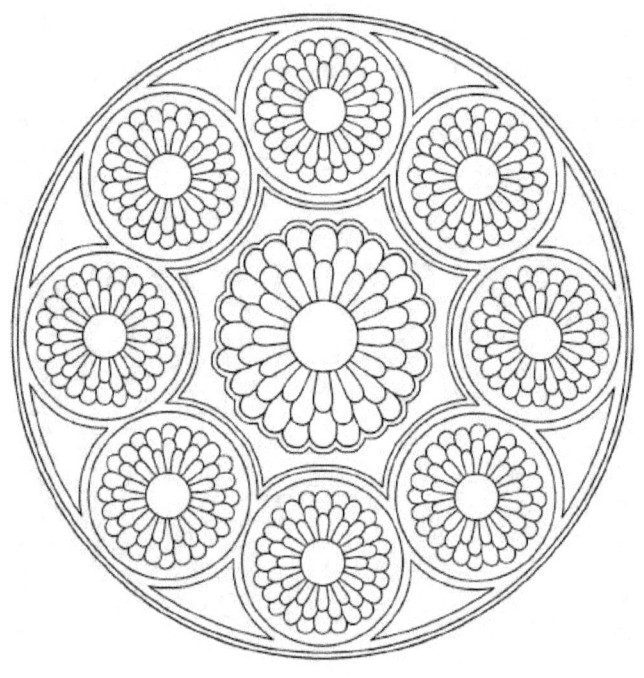

De la cuna a la tumba sólo hay un paso.
Giambattista Marini

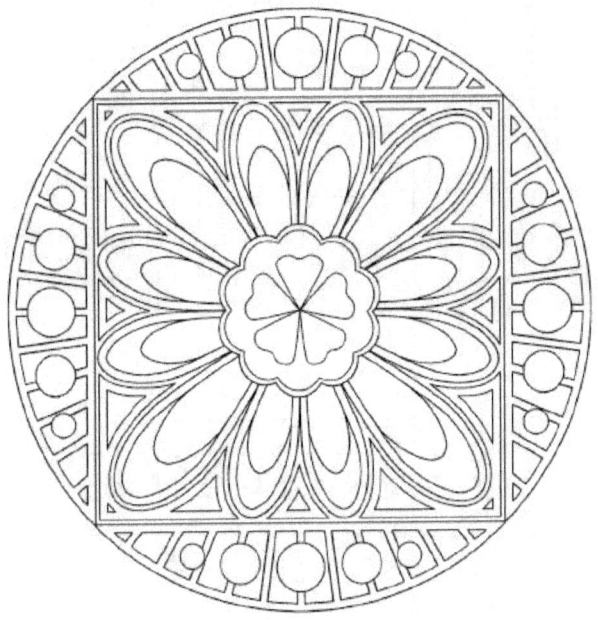

El mayor azote de la vida moderna es tener
que dar importancia a cosas que,
en realidad, no la tienen.
Rabindranath Tagore

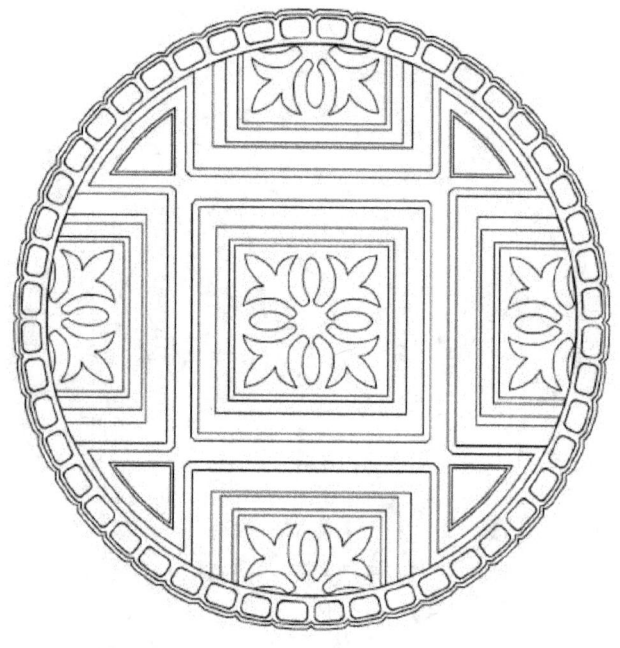

Tenemos dos fuerzas que nos ayudan a vivr:
el olvido y la esperanza.
Vicente Blasco Ibáñez

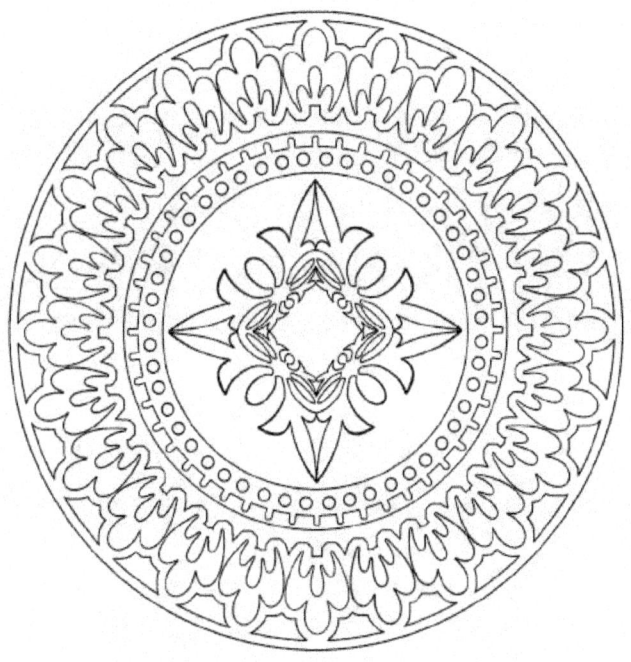

Se va la juventud año tras año; los días
de primavera son fugaces y las frágiles flores
mueren pronto. El sabio nos advierte que la vida
es tan sólo una gota de rocío en una hoja de loto.
Rabindranath Tagore

La vida es como un viaje por mar:
hay días de calma y días de borrasca.
Lo importante es ser un buen capitán de nuestro barco.
Jacinto Benavente

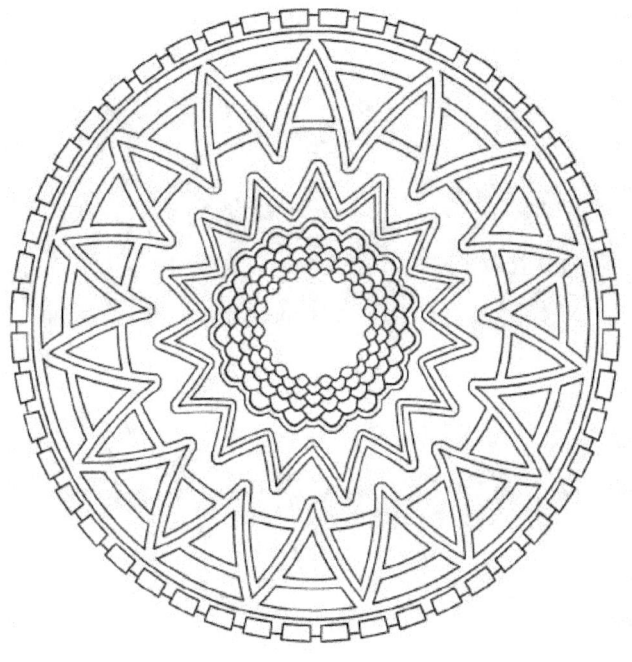

No os toméis la vida demasiado en serio;
de todas maneras no saldréis vivos de ésta.
Bernard B. de Fontenelle

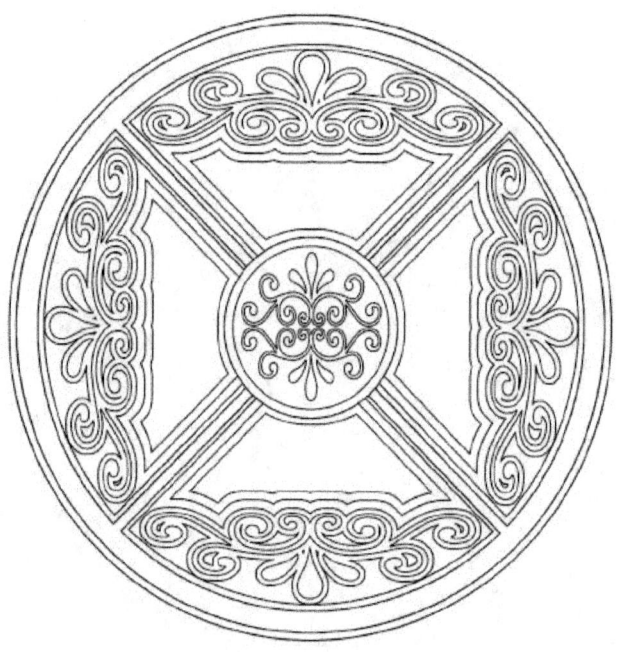

No hay nada que los hombres más deseen
conservar y menos cuiden que su propia vida.
Jean de la Bruyère

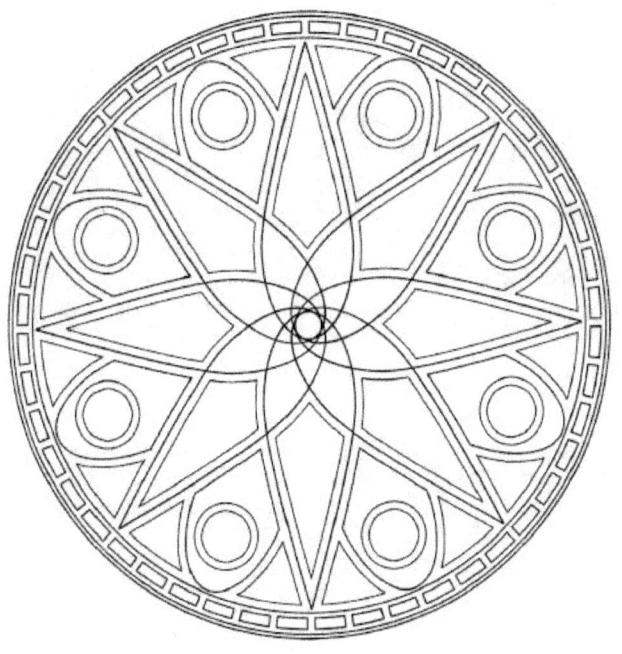

Es la vida la losa de los sueños.
Jacinto Benavente

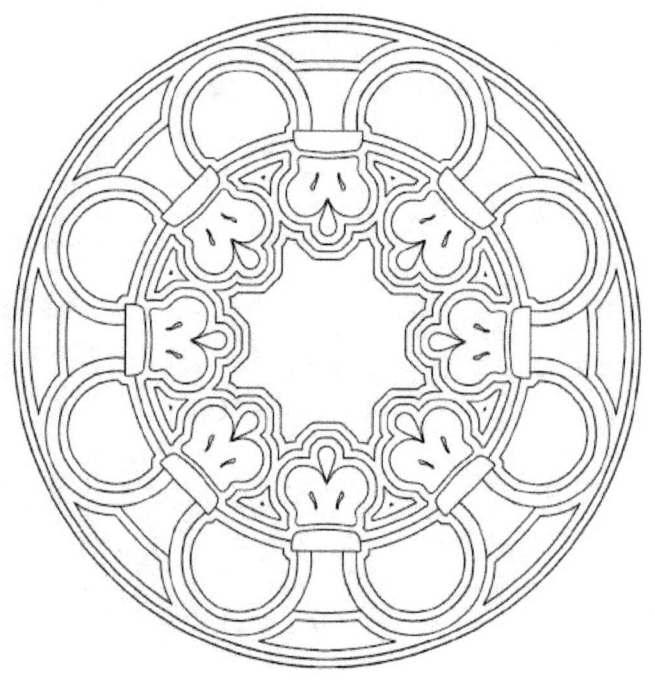

El que no sabe lo que es la vida,
¿cómo sabrá lo que es la muerte?
Confucio

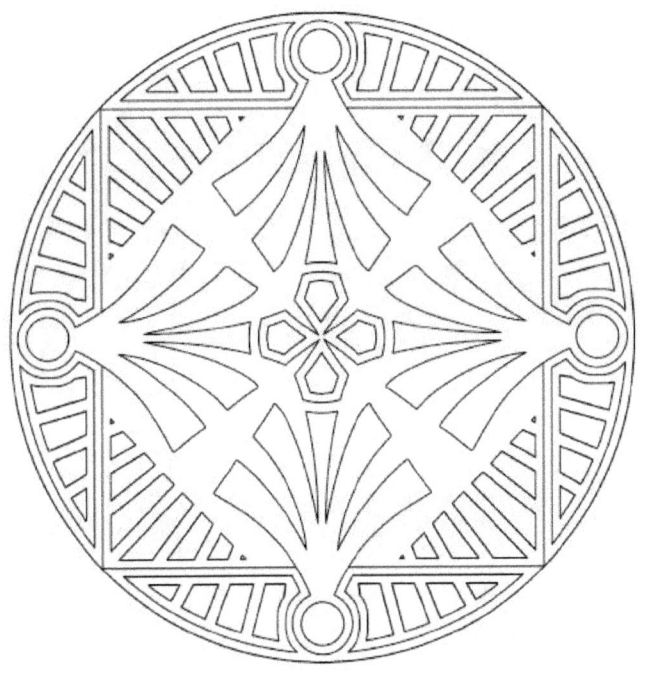

Cada instante de la vida
es un paso hacia la muerte.
Pierre Corneille